T⅘
89.

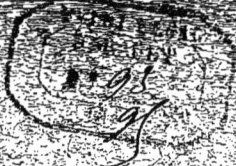

LES

RÉCRÉATIONS SCOLAIRES

DANS LES ÉCOLES PUBLIQUES

DE GARÇONS

(ÉTUDE D'HYGIÈNE)

PAR

Louis MAURIN

Docteur en médecine

Membre de la Commission médicale de la Société protectrice
de l'enfance,
Médaille de bronze (Épidémie cholérique 1884),
Médaille d'argent (Épidémie cholérique 1885),

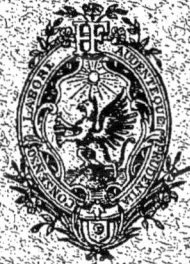

MONTPELLIER
IMPRIMERIE CENTRALE DU MIDI
(HAMELIN FRÈRES)
—
1895

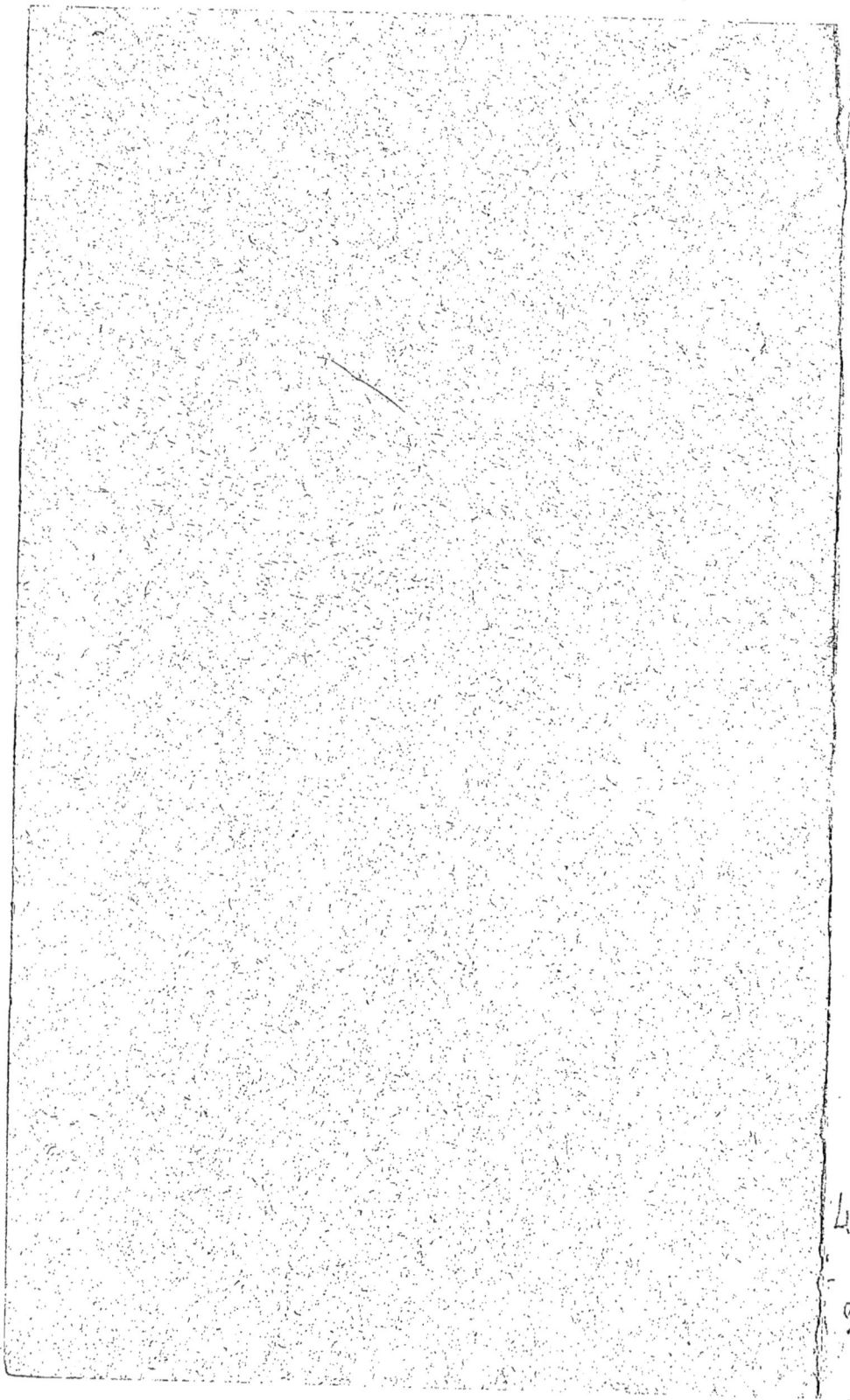

LES

RÉCRÉATIONS SCOLAIRES

DANS LES ÉCOLES PUBLIQUES

DE GARÇONS

(ÉTUDE D'HYGIÈNE)

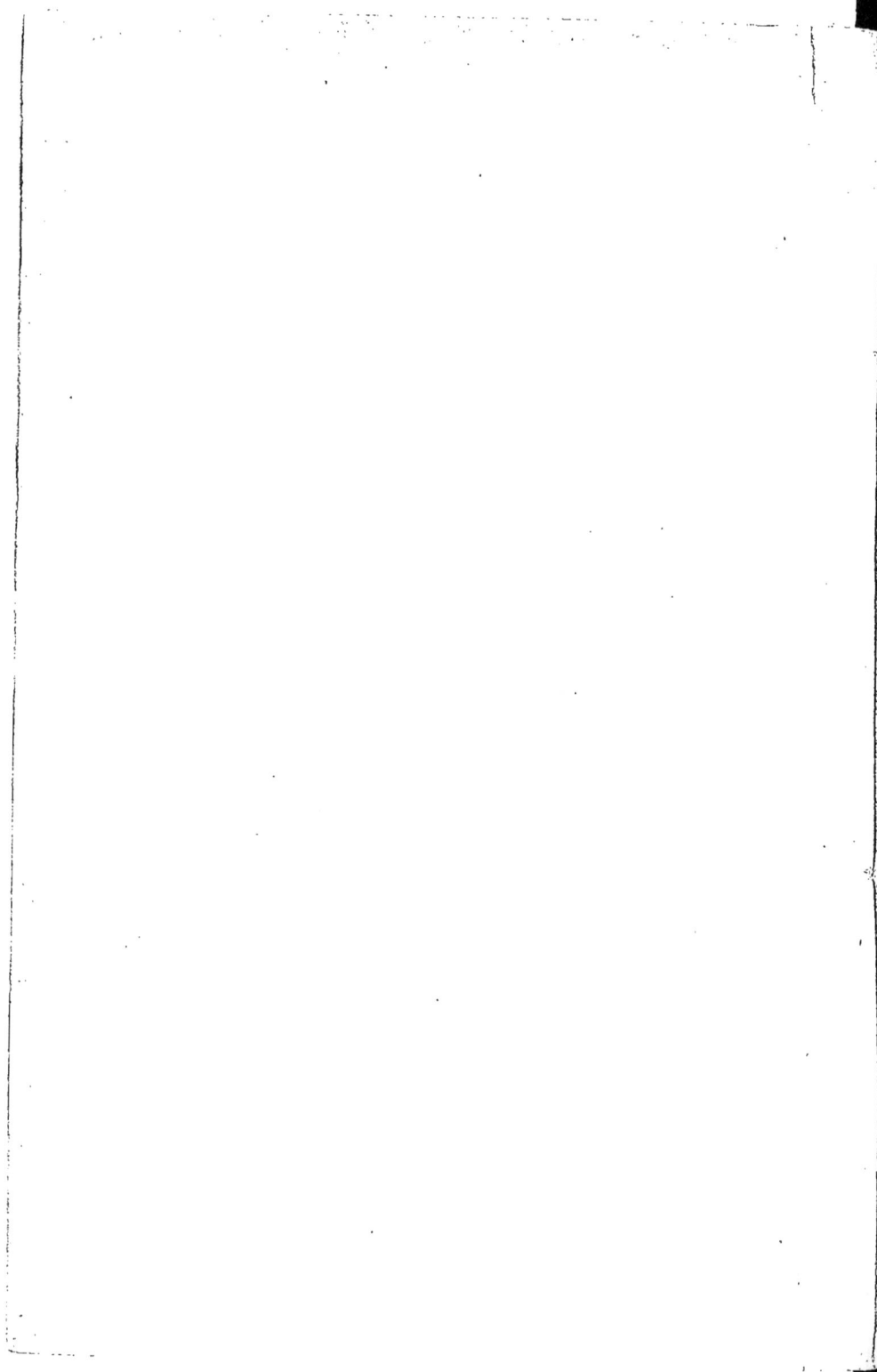

LES

RÉCRÉATIONS SCOLAIRES

DANS LES ÉCOLES PUBLIQUES

DE GARÇONS

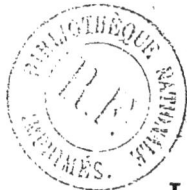

(ÉTUDE D'HYGIÈNE)

PAR

Louis MAURIN

Docteur en médecine

Membre de la Commission médicale de la Société protectrice
de l'enfance,
Médaille de bronze (Épidémie cholérique 1884),
Médaille d'argent (Épidémie cholérique 1885).

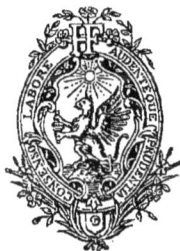

MONTPELLIER
IMPRIMERIE CENTRALE DU MIDI
(HAMELIN FRÈRES)
—
1895

f

A MA FAMILLE

A MES AMIS

L. MAURIN.

A MON PRÉSIDENT DE THÈSE

MONSIEUR LE PROFESSEUR BERTIN-SANS

L. MAURIN.

INTRODUCTION

La Commission d'hygiène des écoles, instituée par un ar-
rêté de M. le Ministre de l'instruction publique, en date du
24 janvier 1882, a étudié, sous la direction de MM. Godard,
Maurice Perrin, Gavarret, Pécaud et Parot, les principales
questions concernant l'hygiène scolaire.

Des industriels, des universitaires, des médecins, que leurs
connaissances spéciales et leur autorité scientifique dési-
gnaient pour cette haute mission, ont alors étudié et discuté les
questions toutes nouvelles, relatives à l'emplacement, à l'o-
rientation, l'aération, la ventilation, le chauffage, l'éclairage
et l'installation intérieure des maisons d'école.

Leurs conclusions, rédigées par M. le docteur Javal dans
un rapport d'ensemble (1), ont permis d'établir un programme,
des réformes dont la nécessité se faisait sentir, en un moment où la diffusion de l'enseignement primaire élevait à
près de cinq millions le nombre des élèves des deux sexes
des écoles publiques de notre pays.

Toutefois, comme il advient d'ordinaire, cette Commission,
en présence de la nouveauté des questions à résoudre et de la
complexité de l'œuvre à accomplir, dut se borner à solution-

_____

(1) Hygiène des écoles primaires, rapport d'ensemble, par le Dr Javal.

ner les grands problèmes et examina seulement, sans conclure à des règles fermes, la question plus secondaire des *récréations à l'école*.

Pourtant, l'expérience de ces dernières années et les violentes critiques qui se sont récemment produites contre le *surmenage intellectuel* ont donné à cette question un intérêt d'actualité et démontré son importance.

Le moment semble dès lors venu d'aborder l'examen plus approfondi de cette partie de notre organisation pédagogique, d'en signaler les points défectueux et les résultats fâcheux qui en sont la conséquence.

Aussi bien, tel est, à n'en pas douter, l'avis de l'Académie de médecine, qui signalait tout récemment, sous le nom de *sédentarité excessive*, un vice de notre système pédagogique, consistant en une *immobilité trop prolongée* des élèves, et aussi en leur *séjour dans un milieu encombré*, vicié par des respirations trop nombreuses, et, suivant l'expression frappante du regretté professeur Peters, dans un air *ruminé*.

Dans l'ouvrage si plein d'enseignements de notre cher et vénéré Maître, M. le docteur Poucel, relatif à « l'Influence de la congestion chronique du foie dans la genèse des maladies », nous lisons ces graves mais salutaires avertissements :

« La santé, dit-il, a contre elle une vie sociale contre nature ; il faut vivre dans des villes surhabitées, où l'enfant, après avoir souffert pendant le nourrissage, souffre encore davantage pendant la jeunesse. Cette période, qui, pour le développement et la formation organique, réclame tant d'air, de soleil et de mouvement, il la passe assis onze à douze heures par jour sur les bancs du collège, sous l'œil d'un maître qui lui impose l'immobilité du corps et l'attention de l'esprit ; immobilité qui excite le sens génital, en même temps qu'elle empêche la sanguification de se faire ; attention qui épuise prématurément son cerveau par un travail hors de proportion avec son énergie fonctionnelle. »

Certes, le danger ne pouvait être dénoncé en termes plus précis.

Mais l'état social dans lequel nous vivons impose à l'homme l'obligation de s'instruire, les nécessités de la vie ne sont plus seulement d'ordre matériel, et c'est surtout par les facultés intellectuelles que s'exerce la lutte pour l'existence.

Ce sera donc à l'hygiène de nous donner les moyens d'atténuer, et même de corriger les conséquences fâcheuses de notre régime scolaire.

Encouragé par de si hauts exemples, qui ont affermi notre pensée, nous aborderons ce travail, avec le désir de contribuer utilement à l'étude de cette question, qui, par l'étroite dépendance qui les unit, intéresse la santé des enfants, leurs études, et l'avenir du pays.

Après avoir fait l'historique du sujet principal de notre étude : l'*Application du mouvement à l'hygiène*, nous examinerons successivement, dans les divers systèmes organiques, les phénomènes pathologiques résultant de ces trois conditions, inhérentes à la vie scolaire actuelle :

1º Sédentarité excessive (immobilité) ;

2º Séjour prolongé dans une atmosphère viciée ;

3º Effort intellectuel.

Nous indiquerons ensuite comment la récréation est utile :

1° Par le mouvement bien ordonné exécuté en plein air ;

2° Par la distraction procurée par les jeux.

La récréation, les lieux de la récréation, ses heures, sa durée, son ordonnance ; les jeux scolaires, la surveillance du maître, sa responsabilité, les punitions de récréation, seront l'objet de nos observations.

LIMITES DU SUJET

L'éducation athlétique romaine, qui se faisait dans les *gymnases*, bien qu'elle comprît divers genres d'exercices, se nommait la *gymnastique* ; nous devrons la mentionner dans cette étude, bien que nous n'ayons en vue que les mouvements naturels exécutés sans appareils, et non les exercices acrobatiques qui constituent la gymnastique actuelle.

Les divers genres de sport ne pouvant être employés à l'école, nous n'aurons pas à nous en occuper.

LES

RÉCRÉATIONS SCOLAIRES

dans les Écoles publiques

DE GARÇONS

(ÉTUDE D'HYGIÈNE)

———～～～———

Mens sana in corpore sano.

HISTORIQUE

« De toutes les institutions helléniques que réveille la Renaissance pendant ces derniers siècles, dit le lieutenant-colonel Dally (1), la gymnastique est celle qui tient la plus petite place dans les préoccupations des savants et des politiques ; il faut arriver à la fin du siècle dernier pour trouver quelques tentatives sérieuses de restauration, et c'est par la pédagogie que la gymnastique entre dans les voies de la pratique.

Les Grecs avaient compris que la beauté de la forme ne s'obtient que par l'éducation corporelle incessante ; la gymnastique prenait le jeune grec à l'adolescence, et, quelque carrière qu'il suivît, ne le quittait qu'à l'extrême vieillesse.

(1) Mémoires et documents scolaires, fascicule 38, p. 3. — Paris, imp. nationale.

Dès le IXe siècle avant notre ère, le législateur Lycurgue avait fait de la gymnastique la base de l'éducation, et, dès lors, nous voyons cet art fournir à la Grèce cette magnifique race d'hommes, dont la poésie et l'histoire nous ont transmis la brillante renommée.

Les anciens n'ont point séparé les exercices de l'esprit de ceux du corps.

« L'âme, disaient-ils, ne peut rien produire de grand et de digne, sans l'aide des facultés du corps. »

Les exercices servaient, chez les Grecs, à rehausser l'éclat des fêtes publiques et la pompe des sacrifices ; leur véritable destination fut la santé.

Cependant, les exercices du corps donnant l'adresse dans l'attaque et la défense, on crée l' « agonistique », institution qui encourageait les combats dans les lieux publics. Les vainqueurs se nommaient Athlètes (ou récompensés) et l'agonistique prit le nom d'Athlétique.

Rome n'hérite pas complètement de la gymnastique grecque, le champ de Mars remplace le gymnase, la gymnastique devient toute militaire.

L'équitation, la marche, l'exercice, la jaculation, la natation, auxquels s'ajoutait la manœuvre des machines de guerre, formaient un ensemble de travaux (exercitus), dont le terme servit à désigner l'armée elle-même.

Les Romains ont formé le soldat et le gladiateur.

Peu à peu, aux virils exercices du champ de Mars, s'était substituée la coutume des jeux du cirque ; les gladiateurs romains remplacèrent l'athlète grec. Puis, un jour vint où ils tombèrent dans un oubli complet, et le mot même de gymnastique disparut. »

Ce n'était certes pas en vue de l'éducation intellectuelle que, dès l'âge de sept ans, on préparait le jeune homme à être armé chevalier ; la force pour les furieux corps à corps des batailles, l'élégance et l'adresse pour les brillantes parades des tournois, telles étaient les qualités que cherchait à développer l'éducation au moyen âge.

Léonard Fuchs, professeur à l'Université de Tubinge, publiait, en 1565, ses « Institutiones medicæ » qui contenaient un résumé de l'art des exercices.

Jean Canape, médecin de François Ier, fut le premier traducteur de l' « Anatomie dés os du corps humain », et des deux livres « Du mouvement et des muscles » de Galien.

Ambroise Paré suivit son exemple, et c'est dans ses œuvres que nous trouvons une notice sur l'application du mouvement à l'hygiène.

Ses idées ont contribué à rendre plus populaires la nécessité et les bienfaits des exercices réguliers du corps.

A dater de l'époque où l'anatomie et la chirurgie deviennent des sciences plus exactes, on commence aussi à étudier le mouvement avec plus d'intelligence et de précision dans ses phénomènes soit naturels, soit artificiels.

Laurent Joubert, professeur à l'Université de Montpellier, et, après lui, André du Laurens, professeur à la même Université, ouvrirent cette voie nouvelle par la publication du *Traité du ris* en 1560; l'action du rire et du pleurer faisait partie, à cette époque, de l'éducation physique des enfants, et de la thérapie par le mouvement.

Guillaume Budé, le fondateur du Collège de France et de la bibliothèque du Roi, avait donné en 1508, dans ses *Annotations sur les Pandectes*, une notice des gymnases, des bains, des exercices athlétiques et de la saltation. Mais Guillaume du Choul, le célèbre antiquaire de Lyon, dans son ouvrage paru en 1567, sous le titre de *Discours des bains et exercitations grecs et romains*, considère cette grande institution du passé dans l'ensemble de ses parties.

En 1569, paraît à Venise un ouvrage de *l'Art de la gym-*

nastique par Giron Mercuriali, professeur de l'Université de Padoue. Ce livre, dit M. Hilairet, reste comme le trait-d'union entre la gymnastique ancienne et la gymnastique moderne dont il est en quelque sorte le précurseur.

Avec le XVIIe siècle commence une nouvelle série d'études ; Sanctorius, professeur à l'Université de Padoue, établit par des expériences que la santé est dans un rapport toujours constant avec l'activité de la transpiration insensible.

Le célèbre Boerhave déclare que cette découverte et celle de la circulation du sang, qui eut lieu quelques années après, sont la base de la médecine.

« Quant aux différentes espèces d'exercices qui contribuent le plus à conserver la santé, dit Bacon, aucun médecin ne les a encore suffisamment distinguées et spécifiées, quoiqu'il n'y ait presque point de disposition à quelque maladie, qui ne puisse être corrigée par certains exercices bien appropriés.

En 1756, Tronchin, président du Collège de médecine d'Amsterdam, appelé à Paris par le duc d'Orléans, attaquant toutes les habitudes médicales qu'il jugeait vicieuses, prescrit le renouvellement plus fréquent de l'air autour des malades ; il s'occupe du développement des forces de l'enfant et de son éducation physique.

En 1723, Nicoles Audry, doyen de la Faculté de médecine de Paris, se montre le plus ardent propagateur de ces idées, et fait soutenir deux fois, à vingt ans d'intervalle, une thèse intitulée : *L'exercice modéré est-il le meilleur moyen de se conserver en santé ?*

Dans ce travail, il démontre l'utilité des exercices du corps et en indique l'application au développement des organes, à la conservation de la santé et au traitement des maladies.

J.-J. Rousseau, s'inspirant des idées de Montaigne, préconise dans « l'Emile » (1761) la nécessité de faire marcher de concert l'éducation physique et l'éducation intellectuelle de l'enfant.

« Ce n'est pas une âme, ce n'est pas un corps, qu'on dresse, c'est un homme ; il n'en faut pas faire à deux, il ne faut pas les dresser l'un sans l'autre.» (Montaigne, liv. 38 des *Esssais*.)

Le commencement du XVIIIe siècle n'est marqué dans notre pays par aucun travail sur ce sujet ; ce fut en Allemagne, en Suisse, en Danemark que ce mouvement se produisit.

Dans la période actuelle, nous devons citer, parmi les nombreux écrits concernant l'hygiène par l'exercice, les intéressantes recherches, sur la modification des mouvements respitoires par l'exercice musculaire, faites par le professeur Marey, du collège de France, et le docteur Hilairet ; les ouvrages de M. Paschal Grousset, directeur de la *Ligue des exercices physiques*. Le *Comité pour la propagation des exercices physiques* publie, sous la direction de M. Jules Simon, des ouvrages où les documents techniques abondent. Nous n'aurons garde de passer sous silence les ouvrages si intéressants et si complets de M. Pierre Coubertin et de G. de Saint-Clair, secrétaire général du « Racing-Club » de France (1).

Les docteurs Raimbert (2) (1879), Riant (3) (1880), Elie Pécaud (4) (1882), mettant à profit les données physiologiques, formulent les préceptes de l'hygiène scolaire. Le docteur F. Lagrange (5), dans son récent ouvrage : « L'exercice chez les enfants et les jeunes gens », qui fait suite à sa « Physiologie des exercices du corps », indique les règles rationnelles de l'application de l'exercice à l'hygiène.

---

(1) Renaissance physique de Ph. Daryl; l'*Éducation anglaise en France*, par P. de Coubertin, *Sports athlétiques et exercices en plein air*, par M. G. de Saint-Clair.

(2) Raimbert, *Notions d'hygiène*, Paris.

(3) Riant, *Influence de l'école sur la santé des enfants*.

(4) Élie Pécaud, *Cours d'hygiène*.

(5) Docteur P. Lagrange, Paris, 1894.

Résumant cet aperçu des exercices physiques aux différentes époques, la Grèce nous apparaît éprise de beauté plastique, de grâce et de force.

Rome a pour but de l'éducation physique, de créer des soldats, des conquérants.

Dans le moyen âge, la vigueur, l'adresse et l'élégance sont les qualités que l'éducation devra développer.

Avec le XVIᵉ siècle, renaît l'idée scientifique de l'influence de l'exercice sur la santé.

Cette idée va désormais s'accentuant davantage jusqu'à nos jours, où les données physiologiques permettent de lui assurer une place indépendante parmi les sciences médicales.

PREMIÈRE PARTIE

Action funeste de la sédentarité dans un milieu vicié

CHAPITRE PREMIER

SÉDENTARITÉ EXCESSIVE. — IMMOBILITÉ

L'immobilité est une des obligations auxquelles le jeune élève a le plus de peine à se soumettre ; le besoin de mouvement est en effet plus impérieux chez l'enfant que chez l'adulte.

L'immobilité prolongée a pour résultats :

1° Le ralentissement de la respiration ; l'inspiration devient moins profonde, et fait pénétrer dans les alvéoles pulmonaires une quantité insuffisante d'oxygène ;

2° La diminution de la fréquence et de l'énergie des contractions cardiaques entraîne la lenteur de la circulation et rend trop faible la quantité de sang, qui, dans un temps donné, doit circuler dans les réseaux capillaires des vésicules pulmonaires, pour y subir le contact de l'air.

Le grand acte physiologique de la respiration sera donc incomplet.

Or les expériences de Claude Bernard ne peuvent laisser

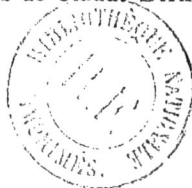

2

aucun doute sur le rôle primordial de l'oxygène dans les phénomènes de la vie.

Il a démontré, en effet, que, si l'on injecte dans un muscle vivant du sang dépouillé d'oxygène, on voit ce muscle perdre immédiatement sa force et se comporter comme un muscle fatigué. Si, au contraire, on injecte dans un muscle fatigué, et devenu incapable d'agir, un courant de sang surchargé d'oxygène, ce muscle recouvre aussitôt sa force, et peut entrer en contraction.

M. Brown-Séquard, ramenant pendant quelques secondes toutes les apparences de la vie dans la tête d'un chien décapité, en injectant dans les carotides un courant de sang riche en oxygène, a confirmé l'importance du rôle de cet élément.

Ces faits, qui dominent toute la physiologie du mouvement, seront la base des règles que nous formulerons au sujet de l'exercice.

ACTION DE L'IMMOBILITÉ SUR LE SYSTÈME NERVEUX

Le système nerveux n'est pas moins fâcheusement impressionné par l'immobilité prolongée ; elle provoque d'abord un état d'inquiétude générale, d'agacement, d'excitation nerveuse, auquel succède l'affaissement de toutes les facultés actives.

L'enfant ne sait plus vouloir, dit le Dr Lagrange(1), il éprouve un dégoût insurmontable pour le mouvement, et pour tout ce qui implique un effort. Plus longtemps il est resté sans prendre d'exercice, plus il manifeste d'éloignement pour tout mouvement, plus il montre de préférence pour les amusements sédentaires.

(1) *Loc. cit.*

Mais, à mesure que la volonté perd son énergie, la sensibilité devient plus vive, et l'imagination plus ardente, ainsi qu'il arrive dans les états nerveux.

La santé morale de l'enfant ne court pas de moindres dangers que sa santé physique; c'est le moment de dire: « Votre enfant n'aime plus le jeu, craignez qu'il ne devienne vicieux. »

CHAPITRE DEUXIEME

SÉJOUR PROLONGÉ DANS UNE ATMOSPHÈRE VICIÉE

Les dangers qui résultent pour l'élève de son séjour prolongé dans une atmosphère viciée ont été considérablement diminués par la mise en pratique des réformes relatives à l'orientation et à l'aération des salles d'école.

Nous croyons toutefois utile de nous arrêter sur ce sujet, afin d'indiquer la nécessité d'observer les instructions données sur la ventilation des classes, pendant les interruptions du travail.

L'air exhalé par la respiration contient peu d'oxygène, et au contraire une proportion d'acide carbonique et de vapeur d'eau telle qu'il est devenu impropre à la respiration. Les gaz de l'expiration ont, de plus, entraîné avec eux des matériaux de désassimilation qui s'éliminent par les voies respiratoires et dont l'action délétère a été expérimentalement démontrée sur des animaux.

Des observations nombreuses ont démontré en outre que la mort pour l'homme pouvait résulter d'un séjour relativement court dans un air confiné ; on cite le fait suivant, observé à Paris : pendant les journées de juin, une troupe d'insurgés, pris les armes à la main, fut enfermée provisoirement dans un souterrain des Tuileries. L'espace était restreint et les hommes nombreux. Après un séjour de dix heures, à peine, quand on ouvrit les portes du souterrain, un quart des hommes avait péri.

L'air vicié de nos écoles, sans produire des accidents aussi graves, aussi dramatiques, fait cependant sentir ses effets délétères ; il provoque une asphyxie lente, insidieuse, d'autant plus redoutable qu'elle peut mettre un plus long temps à évoluer et que sa marche, à peine sensible, n'appelle pas l'attention.

Peu à peu la santé s'altère, la combustion, insuffisamment alimentée, se ralentit de jour en jour, et l'organisme de l'enfant arrive à cet état si justement dénommé: misère physiologique.

CHAPITRE TROISIEME

L'EFFORT INTELLECTUEL

« Avec les règlements actuels, dit le docteur Javal, le cerveau des enfants ne résiste guère que grâce à leur merveilleuse faculté d'inattention, sur laquelle on finit par compter ; en réalité, la plupart des écoliers perdent une bonne partie du temps passé sur les bancs. Ce temps, non seulement perdu, mais nuisible, nous le revendiquons pour le jeu.

» L'élève ne devrait pas rester assis un instant sans travailler réellement. »

Après un travail cérébral intense et prolongé, à la suite d'impressions violentes, on ressent un véritable endolorissement du cerveau, une courbature des circonvolutions cérébrales (1); mais cette fatigue de l'esprit se manifestera aussi par des symptômes qui atteindront l'organisme.

Le teint sera pâle, la peau chaude, l'appétit le plus souvent nul, et l'amaigrissement ne tardera pas à se produire.

Le cerveau de l'enfant, qui a souffert comme les autres organes des conséquences de l'immobilité, et de l'impureté de l'air, est de plus soumis pendant la classe à une tension continuelle qui modifiera ses conditions physiologiques.

Les symptômes généraux que nous venons de décrire se

(1) Dr Lagrange.

manifesteront chez lui plus rapidement et avec plus d'intensité ; la constitution de l'état de croissance, qui est une condition favorable à la genèse des maladies, ajoutant son influence, il possédera cette réceptivité morbide dont la principale cause est l'affaiblissement général de l'organisme.

On ne peut nier, en effet, que les conditions vitales du cerveau ne s'écartent en rien de celles des autres organes ; une saignée abondante pratiquée au bras affaiblit le cerveau comme l'ensemble de l'organisme.

Dans la convalescence, l'individu est aussi impuissant à se livrer à un travail cérébral sérieux qu'à un effort musculaire violent.

Il nous a été permis, dans plusieurs circonstances, de penser pouvoir attribuer à cette diminution de l'énergie cérébrale l'étiologie des *terreurs nocturnes de l'enfance*. Nous sommes désireux de voir des observations nouvelles fixer notre opinion sur ce point.

Les influences capables de débiliter l'organisme n'épargnent donc pas plus l'énergie intellectuelle que l'énergie musculaire.

CONCLUSION

DE LA PREMIÈRE PARTIE

Il résulte donc de la première partie de cette étude, que l'immobilité prolongée dans un air impur et le surmenage intellectuel provoquent des troubles de la respiration, de la circulation et de l'innervation, c'est-à-dire des fonctions qui président à la nutrition, à l'organisation et au développement des divers organes.

DEUXIÈME PARTIE

Action utile du mouvement, des exercices et de la distraction.

CHAPITRE PREMIER

LE MOUVEMENT

Les mouvements de relation, seuls, feront l'objet de notre étude ; ils consistent dans la contraction des muscles volontaires et sont destinés à mouvoir les diverses pièces du squelette.

Le mouvement produit des effets locaux et généraux ; les premiers se manifestent sur la région qui travaille, les seconds sur l'ensemble des grandes fonctions organiques.

ACTION SUR LA RESPIRATION ET LA CIRCULATION

Les effets généraux du mouvement consistent en une accélération de la respiration et de la circulation.

Les inspirations, au nombre de 26 par minute chez l'enfant de cinq à six ans, peuvent arriver jusqu'à 40.

Les contractions cardiaques subissent une accélération analogue, et de 90 par minute peuvent atteindre le chiffre de 140.

En même temps que leur fréquence, l'énergie des mouvements respiratoires et des contractions cardiaques augmente.

Cette suractivité des poumons et du cœur a par conséquent pour résultats :

1° La pénétration d'une plus grande quantité d'oxygène dans le sang ;

2° Une accélération des combustions organiques ;

3° L'élimination active par la peau et la muqueuse des bronches, des matériaux de désassimilation, des résidus organiques, que la sédentarité accumulait dans l'organisme.

GÉNÉRALISATION DU MOUVEMENT

Les effets généraux du mouvement se produisent surtout lorsque l'ensemble du système musculaire est soumis à son action ; il est d'observation commune que la course, qui met en jeu tout le système musculaire, accélère bientôt la respiration, tandis qu'un travail localisé aux bras, par exemple, ne la modifie pas sensiblement.

La généralisation du mouvement retarde la production de la fatigue ; si un certain nombre de muscles concourent à un même travail, chaque muscle ne supportant qu'une partie de l'effort, la fatigue se produit d'autant moins, que le nombre des muscles est plus considérable.

Il faut d'ailleurs éviter avec soin, chez l'enfant, la production de la fatigue, ses exercices doivent être modérés et fréquents.

ACTION DU MOUVEMENT SUR LE SYSTÈME NERVEUX

« L'attention » est à l'esprit ce que l' « effort » est au muscle, dit le docteur Lagrange (1), l'effort intellectuel trop soutenu, trop longtemps tendu sur la même idée, laisse au cerveau une sensation douloureuse, analogue à celle que ressent un muscle courbaturé par la fatigue. L'exercice sera utile, s'il se produit au moyen de jeux qui intéressent assez l'enfant pour captiver sa pensée.

Telle est l'indication de l'exercice dans l'hygiène du cerveau, et de cette indication découle la préférence à donner aux *jeux* qui sont par excellence des exercices *récréatifs* et faciles.

(1) *Loc. cit.*

CHAPITRE DEUXIEME

LA RÉCRÉATION

But de la récréation. — Nous trouvons, dans le mot lui-même, l'explication de ce qu'est la récréation. Son résultat doit être de récréer, c'est-à-dire de ramener à leur état normal les facultés physiques et les facultés intellectuelles, modifiées par le travail scolaire.

Or, il résulte de la première partie de cette étude, que les modifications pathologiques de la respiration, de la circulation, de l'innervation et leurs conséquences, sont produites par l'immobilité prolongée, imposée au jeune élève, et l'accumulation dans son appareil respiratoire d'un air vicié ; que la fatigue cérébrale est le résultat de ces modifications et de l'effort intellectuel prolongé.

Nous avons vu ensuite, dans l'étude du mouvement, comment ces fonctions, activées et même un instant exagérées à l'air libre, peuvent compenser la fâcheuse influence de la sédentarité, et indiqué que le repos cérébral et la distraction du jeu, dissipent la fatigue du cerveau.

La formule de la récréation sera donc :

Mouvement au grand air, jeux récréatifs.

Lieux de la récréation

PRÉAU

Lacune fâcheuse. — Dans les écoles rurales, le préau ou lieu de récréation, manque souvent ; les enfants vont jouer sur le chemin ou sur la place du village. Là, soustraits à la surveillance des maîtres, ils sont exposés à des dangers continuels.

Utilité du soleil et de l'air. — Dans les écoles urbaines, le préau existe généralement, mais est trop souvent insuffisant et malsain. C'est habituellement une cour étroite et sombre, entourée par des immeubles élevés, où les enfants n'ont ni air pur ni soleil.

Dove va il sole, non va il medico,

dit un proverbe italien, de date si ancienne qu'il n'a pu être dicté par la connaissance des propriétés antiseptiques aujourd'hui généralement attribuées aux rayons solaires.

« C'est le soleil, l'air, le mouvement, l'alimentation, le sommeil, la vie bien réglée et saine moralement et physiquement qui bâtissent les natures fortes (1).

Améliorations actuelles. — Cependant les nombreux groupes scolaires, qui remplacent déjà les anciens locaux, présentent sous ce rapport des améliorations considérables. L'espace de 5 mètres de superficie par élève, que nous jugeons insuffisant pour permettre des jeux violents et animés, nous paraît être le seul point défectueux.

(1) Dr Poucel, *loc. cit.*, p. 205.

Nous souhaitons qu'on imite la Suisse où, dans les localités qui ont adopté le système Frœbel, le kindengarten type, destiné à recevoir 120 élèves, a une superficie de 1,200 mètres carrés, soit 10 mètres carrés par élève.

Sol du préau. — Le préau découvert devra être sablé, afin de garantir les pieds des enfants de l'humidité du sol et diminuer la gravité des chutes.

Une légère inclinaison de son plan préviendra la stagnation des eaux.

Arbres et jardins. — Il est nécessaire que des arbres procurent en été un ombrage indispensable : ils devront être disposés de façon à n'intercepter ni l'air ni le soleil. Dans certaines contrées méridionales où règne l'impaludisme, les plantations d'eucalyptus offriraient un double avantage ; les résultats obtenus dans diverses régions, et notamment dans les environs de Rome, paraissent assez probants pour que cette culture soit encouragée.

Il serait à souhaiter qu'il y eût, dans toute école, un jardin où les élèves apprendraient les notions premières de la culture, et les éléments de la botanique pratique.

« On conçoit, dit Gasquin (1), combien ce petit jardin est fécond en enseignements utiles pour l'enfance. Voilà l'idée de propreté et de soin, le sentiment d'affection et de gratitude qui en découlent ; voici encore à peu de distance l'idée de travail, si essentielle, si salutaire pour le bonheur des individus, qui commence à germer dans le cerveau de l'enfant. »

« En France, un jardin doit être nécessairement annexé à toutes les écoles primaires, si l'on veut essayer de réaliser

(1) *De l'organisation matérielle des écoles, conférences pédagogiques de la Sorbonne.* Paris, Hachette, 1865.

les vœux déposés dans l'enquête agricole de 1867. Il n'y a qu'un jardin qui permette à l'instituteur d'enseigner à ses élèves la greffe, la culture des fleurs, des plantes potagères, des arbres fruitiers ou d'agrément. C'est encore par le jardin seul que l'instituteur fera aimer aux enfants la vie simple de la campagne, et apprécier l'heureuse influence qu'elle exerce sur la santé, la moralité et la famille ; ses leçons agricoles auront ainsi pour résultat définitif d'attacher l'habitant de la campagne à son village, et de combattre les tendances fâcheuses qui entraînent les populations rurales vers les villes. »

PRÉAU COUVERT

Le préau couvert est une pièce où les enfants prennent leur repas et qui sert de lieu de récréation les jours de pluie.

Disposition défectueuse, nécessité de l'aérer largement. — Dans son rapport sur l'hygiène scolaire, l'Académie de médecine indiquait que l'air est vicié par de *trop nombreuses respirations.*

Cette expression indique bien que le nombre des élèves n'est pas considéré par elle comme la seule cause de cette viciation : l'accélération des mouvements respiratoires, première conséquence du mouvement, concourra naturellement à produire rapidement cette altération de l'air dans les préaux fermés, et aura pour résultat l'accumulation plus rapide dans l'appareil respiratoire, des ptomaïnes (1) et des autres produits de désassimilation dont cet air sera surchargé. Nous pensons donc que les exercices dans les préaux fermés doivent être absolument proscrits.

(1) MM. Brown-Séquard et d'Arsonval.

Modification possible. — On pourrait, d'ailleurs, disposer le préau de telle façon, qu'au moyen de cloisons mobiles, par exemple, il fut facile de le transformer à volonté en hangar ouvert sur deux côtés.

NOMBRE, HEURES, ET DURÉE DES RÉCRÉATIONS

Le docteur Javal pose comme règle générale des récréations quotidiennes, que les temps de repos doivent être « assez nombreux pour que la fatigue cérébrale n'atteigne jamais la mesure où l'attention commence à faiblir, et assez courts pour ne pas surexciter la circulation au point de rendre difficile la reprise du travail. »

Le règlement général (1) fixe à trois heures par jour, pour les enfants de sept ans, la somme de travail intellectuel, en indiquant qu'aucune leçon ne devra fixer l'attention des enfants de cet âge pendant plus d'un quart d'heure.

On est d'accord, d'autre part, pour demander que les deux tiers de ce temps de travail soit pris sur la matinée.

On aurait donc deux heures de classe le matin et une heure l'après-midi.

Les deux heures du matin seraient séparées par une demi-heure de récréation.

Chaque période d'un quart d'heure étant coupé par un repos de sept minutes et demie, l'heure scolaire serait formulée ainsi :

$$15 + 7\ 1/2 + 15 + 7\ 1/2 + 15 = 60$$

pour les enfants de la première et de la deuxième année, ces

_____

(1) Règlement général, art. 2, paragraphe 1er.

derniers ayant en outre deux heures de classe l'après-midi,
au lieu d'une heure.

On devra se conformer, pour les cours élémentaires, à la
règle de *ne jamais consacrer plus d'une demi-heure à un
exercice scolaire, y compris les préliminaires, et un repos
d'au moins cinq minutes.*

Les élèves du cours moyen peuvent parfaitement suppor-
ter six heures de travail, coupées par des récréations.

Le nombre, l'heure et la durée des récréations varie donc
avec l'âge des enfants.

ORDONNANCE DE LA RÉCRÉATION

A la sortie de la classe, les enfants devront se livrer libre-
ment aux jeux violents, qui nécessitent l'intervention des
temps de courses, tels que les poursuites diverses, « les bar-
res », la balle ; ces jeux, activant la respiration, sont à ce moment très utiles.

Dix minutes avant le terme de la récréation, les élèves
seront placés sur un ou deux rangs, pour procéder aux exercices d'assouplissement.

JEUX SCOLAIRES

La méthode récréative par excellence est l'exercice par les
jeux. Les jeux remplissent en effet deux conditions principales au point de vue physique et moral : ils sont hygiéni-
ques et récréatifs.

Mais on doit conserver au jeu son caractère de liberté ; le
jeu imposé cesse d'être attrayant. Le maître doit inspirer
à l'élève le goût des jeux qui nécessitent le moins l'effort

cérébral, il n'interviendra que pour enseigner le jeu, le surveiller, le diriger.

Programme des jeux. — Et d'abord, doit-on établir un programme des jeux ? Nous pensons qu'en cette circonsance tout doit être laissé à l'initiative de l'enfant. Un proramme ne s'est-il pas d'ailleurs établi, dont l'ancienneté démontre l'excellence ? Ne voyons-nous pas les diverses époques de l'année marquées par les mêmes jeux ?

Et ces jeux ne sont-ils pas attrayants, qui, depuis des siècles, amusent sans jamais avoir lassé ?

Les enfants de Rome avaient leurs billes (ocellata), leur toupie (turbo), ils faisaient courir sur les places publiques, à l'aide d'un bâton muni de clochettes (tintinnabula), leurs cerceaux (trochus).

Il n'y a rien d'étonnant à ce qu'une psychologie infantile, toujours et partout la même, ait imaginé partout les mêmes jeux.

MOUVEMENTS D'ASSOUPLISSEMENT

Appropriés à l'âge, au tempérament, aux forces de l'enfant, les exercices d'assouplissement développent le corps, assouplissent les articulations, aident la croissance et atténuent le résultat des attitudes vicieuses.

Nous en avons éprouvé l'heureuse influence pendant notre service militaire, et nous avons pu remarquer aussi combien il est utile de faire compter à haute voix les mouvements à mesure qu'ils sont exécutés.

Les éducateurs de sourds-muets ont, d'ailleurs, signalé la faiblesse de la respiration chez leurs élèves ; faiblesse telle qu'ils sont souvent impuissants à éteindre, en soufflant, la flamme d'une bougie.

L'inconvénient des mouvements rythmés est de n'avoir pour l'enfant qu'un intérêt très relatif; aussi leur durée sera-t-elle courte, quelques minutes à peine, pendant lesquelles les bras, les jambes, la tête et le tronc seront *alternativement* exercés. Ces mouvement seront séparés par une série de longues inspirations.

Ces exercices, ne nécessitant qu'un effort musculaire modéré, l'excitation produite par les jeux se calme, la respiration et la circulation se ralentissent, et l'élève est ainsi plus apte à la reprise du travail.

SURVEILLANCE DU MAITRE, SA RESPONSABILITÉ

Pendant les récréations la surveillance n'est pas moins indispensable à la santé et à la moralité des élèves, que celle qui s'exerce pendant la classe.

L'article 25 du règlement des écoles fixe les devoirs des instituteurs.

Intervention du maître. — L'intervention du maître pendant la récréation doit être bienveillante, et ne pas dissiper le plaisir si salutaire que l'enfant éprouve.

Il sera vraiment le *magister ludorum* qu'était le maître d'école romain.

Observation des élèves. — Une surveillance sérieuse sera pour lui fertile en renseignements; c'est pendant qu'il joue, en effet, que l'enfant se livre tout entier, que sa nature se dévoile, qu'apparaissent les imperfections, les vices, ou les qualités de son caractère.

En parlant du maître, Montaigne s'exprime ainsi :

« Je veulx qu'il écoute son disciple parler à son tour........
.... Il est bon qu'il le face trotter devant luy pour juger
de son train, et juger jusques à quel poinct il se doibt ravaller
pour s'accomoder à sa force. »

(Montaigne, *Essais*).

ACCIDENTS

Les accidents qui peuvent résulter de l'ardeur des écoliers,
et quelquefois des rivalités de jeu, sont généralement les contusions, les plaies contuses, les entorses, les luxations, les
fractures.

L'intervention médicale est le plus souvent nécessaire :
d'autre part, le tableau indiquant la nature des premiers soins
à donner en cas d'accidents étant très répandu dans les écoles, nous nous bornerons à dire que l'attention du maître doit
être appelée sur :

1° Les conséquences graves que peuvent avoir les contusions (et en particulier celles qui se produisent au niveau des
articulations) auxquelles on n'attache que peu d'importance.
Ces contusions sont souvent la cause déterminante d'affections articulaires graves et d'une évolution facile à cet âge ;

2° La nécessité de soigner avec attention les plaies contuses, sans gravité apparente, que la pénétration de germes in-
fectieux peut rendre sérieuses.

DANGERS QUE PRÉSENTENT LES JEUX POUR CERTAINS ENFANTS

Mais les accidents ne sont pas le seul danger qu'offre
l'exercice ; la suractivité qu'il imprime à la respiration et à la

circulation nécessite l'intégrité des organes. De là, la nécessité d'un contrôle éclairé qui donne la confiance aux familles, rassure le maître et assure la santé de l'enfant.

Le jeune élève peut présenter, soit des affections organiques, soit des troubles passagers de la santé, qui constituent une contre-indication de l'exercice.

L'examen médical sera naturellement le meilleur moyen de se renseigner.

Quelques indications à ce sujet seront d'autant plus utiles que le maître, qui surveillera attentivement le jeu des enfants, pourra souvent juger quand l'exercice devra être modifié ou suspendu.

L'essoufflement modéré est le résultat inévitable de l'exercice violent; mais si, dès le début d'un exercice, l'enfant présente des troubles accentués de la respiration, il devra cesser le jeu. Il en est de même des contractions violentes et désordonnées du cœur que l'enfant signale souvent lui-même.

Les douleurs, et en particulier celles qui siègent dans une seule articulation, le genou, par exemple, seront une formelle contre-indication de l'exercice, car elles constituent souvent le symptôme initial de l'arthrite, ou de l'ostéite épiphysaire.

Tout malaise caractérisé par un état fébrile nécessite le repos.

Dans les cas d'accidents ou de modifications dans l'état général de l'élève, le devoir essentiel du maître est *d'avertir immédiatement les parents et de faire procéder à l'examen médical.*

Responsabilité du maître. — La surveillance la plus assidue étant impuissante à prévenir certains accidents, parfois mortels, qui d'ailleurs peuvent également se produire au sein des familles les plus soucieuses de leurs enfants, nous pensons que la responsabilité du maître ne peut être mise en cause par le fait même de l'accident.

Nous attribuerons, au contraire, à un défaut la surveillance l'avertissement donné trop tard à la famille et au médecin relativement à un accident ou à des altérations sensibles de la santé de l'élève.

PUNITIONS

L'hygiène est d'accord avec la pédagogie bien entendue pour proscrire absolument les châtiments corporels.

Cependant la nature de l'enfant, l'imperfection de son raisonnement, ne permettent pas toujours de le traiter en « personne sensée. »

La punition devient alors nécessaire.

Punitions à caractère négatif. — Dans le système de M. Frœbel, les punitions ont un caractère négatif, c'est-à-dire consistent en la privation des récompenses.

L'enfant puni ne peut prendre part aux jeux en commun ; il lui est également défendu de répondre en classe aux interrogations générales.

Les pensums que, d'ailleurs, on devra éviter autant que possible, ne devront jamais être portés à des proportions abrutissantes.

Ils devront consister en un devoir utile, très soigné, mais court, afin de ne priver l'enfant que d'une partie de la récréation.

« Le vrai châtiment est tout moral ; c'est celui qui fait sentir à l'élève qu'il s'est, pour quelque temps, aliéné l'estime et l'affection de son maître (1). »

(1) Dr Élie Pécaud, p. 183.

CONCLUSIONS

Il résulte de cette étude que :

Les nécessités inéluctables de l'éducation scolaire actuelle obligeant l'enfant à subir l'influence de la sédentarité dans un air impur et de l'effort intellectuel, influences nuisibles aux fonctions les plus importantes de l'organisme, le but de la récréation doit être de lutter contre elles par :

1° L'exercice au grand air ;

2° Le repos intellectuel et la distraction.

Le lieu de récréation, ou préau, doit être vaste et bien orienté.

Le préau couvert ne sera utilisé pour les exercices que si sa ventilation est suffisante.

Les jeux ou exercices violents occuperont la première partie de la récréation ; les mouvements d'ensemble, les dix dernières minutes.

Les cris de jeux seront autorisés et même encouragés ; les mouvements rythmés comptés à très haute voix.

Pendant la récréation, le maître devra étudier le caractère des élèves ; il devra signaler sans retard les accidents qui se seront produits, et les modifications survenues dans la manière d'être d'un ou de plusieurs élèves.

Les punitions consisteront, après avertissement :

1° En privation de récompenses ;

2° En devoirs supplémentaires.

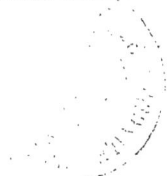

349